AF476809

INSTRUCTIONS

A L'USAGE DES

OUVRIERS PUISATIERS

INDIQUANT LES CAUSES D'ASPHYXIE ;
LES MOYENS DE RECONNAITRE LEUR NATURE ET DE LES DÉTRUIRE ;
LES PREMIERS SECOURS
A DONNER AUX ASPHYXIÉS DANS CES CIRCONSTANCES,

Par P. DORÉ,
Ex-Préparateur de Chimie à l'École Polytechnique,
Professeur des Cours publics et gratuits de Physique et de Chimie appliquées,
spécialement destinés aux Ouvriers du XIIe arrondissement ;
Professeur de Physique et de Chimie
à l'École préparatoire de Marine, à l'Institution Pompée, etc.

PARIS,
VICTOR DALMONT,
Libraire des corps impériaux des ponts et chaussées et des mines,
QUAI DES AUGUSTINS, N° 49.

1857

AUX

OUVRIERS PUISATIERS.

Courageux Travailleurs !

C'est à vous que je dédie ces quelques pages, à vous, qui tous les jours courez le risque de perdre la vie dans le creusage et le curage des puits.

J'ai cherché dans ces instructions à simplifier le langage scientifique, à le rendre compréhensible pour tous, et surtout à concilier les précautions, en les rendant d'une exécution facile et prompte, avec l'économie de temps si chère aux soldats du travail, lorsqu'il s'agit pour eux de gagner à leur famille le pain de chaque jour.

Que ne puis-je ainsi, partout où le secours de la science pourrait diminuer le nombre des victimes, faire entendre mes faibles conseils, et avoir le bonheur de conserver à une famille son père, ce soutien matériel et moral que rien ne peut remplacer ; à la jeune femme celui auquel elle vient d'unir sa destinée ; à une mère un fils chéri ; à l'humanité un de ses enfants !

P. DORÉ.

Paris, 15 septembre 1857.

I

Des causes rendant l'air d'un puits irrespirable.

L'air d'un puits peut cesser d'entretenir la respiration soit naturellement, soit accidentellement.

Lorsque, comme cela a lieu à Paris et aux environs, le terrain qu'on traverse est formé en grande partie de *carbonate de chaux* à des états de dureté très-variables (marne, craie, pierre à bâtir), il arrive fréquemment que le puits se remplit d'un air particulier dans lequel l'homme ne peut respirer; les chimistes appellent cet air *gaz acide carbonique*. Autrefois ce gaz porta différents noms rappelant ou son action sur l'homme, comme celui de *souffle mortel*, d'*air méphytique ;* ou sa provenance, tel est celui d'*acide crayeux*.

Tout le monde connaît ce gaz ou cet air. En effet, c'est lui qui, refoulé dans l'eau, produit l'eau de Seltz, dont la saveur aigre est si agréable pendant les grandes chaleurs.

C'est ce même gaz, qui constitue la plus grande partie de la vapeur du charbon embrasé.

Le gaz acide carbonique est plus lourd que l'air. Ainsi un litre d'air pèse 1 gr. 3, tandis que un litre de gaz acide carbonique, l'air asphyxiant dont nous nous occupons, pèse 2 grammes.

Cette propriété d'être plus pesant que l'air fait que le gaz acide carbonique s'accumule au fond des puits et se sépare de l'air ordinaire, de l'air respirable. Il se passe là quelque chose de tout à fait semblable à ce qui a lieu quand on verse dans un même flacon de l'eau et de l'huile : l'eau occupe le fond du verre, tandis que l'huile demeure à la partie supérieure.

Non-seulement le gaz acide carbonique peut exister naturellement dans les puits par suite de la nature calcaire du terrain dans lequel le puits se trouve percé; mais il peut aussi y être formé accidentellement.

Une des causes accidentelles de production de ce gaz, à laquelle les ouvriers puisatiers n'accordent pas assez d'attention, est la respiration de l'homme au fond d'un puits, surtout lorsqu'il n'est pas nécessaire de monter ou de descendre souvent des seaux et des baquets. On conçoit en effet que quand les allées et venues des seaux ont lieu fréquemment, l'air étant renouvelé par ce mouvement, le danger diminue beaucoup.

Eh quoi! diront ceux de mes lecteurs qui ne sont pas familiarisés avec les notions scientifiques, l'homme engendre un air, un gaz capable de lui donner la mort? Afin de les en convaincre et de leur permettre de démontrer ce fait important de la respiration de l'homme et des animaux, je les engage à faire l'expérience suivante, qui est aussi facile dans son exécution que concluante dans ses résultats :

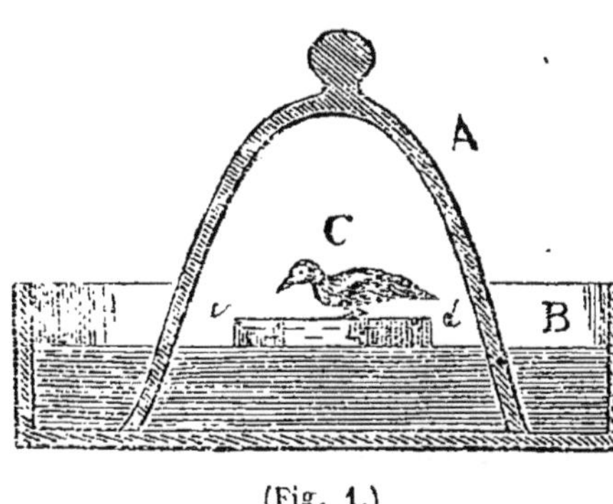

(Fig. 1.)

Prenez un petit animal vivant, une souris, un oiseau C (fig. 1) par exemple, et placez-le sur un rond en bois ou en liége posé sur l'eau ; ensuite limitez la quantité d'air dans laquelle il doit respirer en le recouvrant avec une cloche en verre A, d'une dimension telle que les bords de cette cloche plongent dans l'eau B, sans qu'ils touchent la planche en bois ou en liége *c d* qui supporte l'animal. (Une petite cloche de jardinier peut parfaitement servir à cette expérience.) Dans ces conditions, l'air extérieur ne pourra pénétrer dans la cloche, et celui-ci par conséquent ne pourra se renouveler. Au bout d'un temps dont la longueur dépendra de la grosseur de l'animal, aussi bien que de la dimension de la cloche, vous verrez l'animal mourir asphyxié par l'air provenant de sa respiration.

M. F. Leblanc, dans son savant mémoire sur l'air confiné [1], a constaté que des chiens sont déjà très-souffrants dans de l'air renfermant 10 litres de gaz acide carbonique sur 100 litres d'air, et que même ils éprouvent un certain malaise lorsque la quantité de gaz n'équivaut qu'à 5 pour 100 du volume d'air.

Nous saisissons avec empressement cette occasion de citer M. F. Leblanc, pour le remercier des savants enseignements qu'il nous a toujours donnés avec tant de bienveillance pendant le temps où nous eûmes l'honneur

[1] Annales de Physique et de Chimie. 3e série, tome v, page 19.

d'être attaché en qualité de préparateur à l'École polytechnique.

La respiration viciant l'air, le rendant impropre à entretenir la vie, il nous importe de savoir combien l'homme a besoin d'air pour respirer pendant un temps donné.

C'est aux savantes recherches de M. Dumas [1] que nous emprunterons les nombres suivants. Ce savant chimiste a constaté qu'un homme, en une heure, rend irrespirables 300 litres d'air environ, et qu'en outre il rejette dans l'atmosphère 12 litres 7 décilitres d'acide carbonique. Suivant M. Péclet, la quantité d'air indispensable à un homme, par heure, serait de 6 à 10 mètres cubes pour que sa respiration ait lieu d'une manière normale.

Il est facile de comprendre, d'après ce qui précède, qu'un homme travaillant au fond d'un puits ne doit pas se trouver dans des conditions normales de respiration, et que ce phénomène s'accomplira chez lui avec d'autant plus de difficulté qu'il y séjournera plus longtemps. Aussi insisterons-nous, dans le chapitre suivant, sur les précautions à

[1] Dumas et Boussingault. Essai de Statique chimique des êtres organisés. 3e édition, page 86.

prendre même dans un puits où l'air se trouve dans de bonnes conditions au moment où le puisatier commence son travail.

A cette influence funeste de la production du gaz acide carbonique par la respiration dans un espace limité, où l'air ne se renouvelle que difficilement, vient s'en ajouter une seconde : c'est l'accumulation toujours croissante de la *vapeur d'eau animalisée* par suite de la transpiration cutanée de la peau et de la transpiration pulmonaire. Or, les phénomènes de transpiration sont aussi utiles à la vie que l'est celui de la respiration, et l'air ne se renouvelant pas au fond du puits où se trouve le travailleur, peu à peu de la vapeur d'eau s'accumule dans cette atmosphère, qui bientôt refuse d'en recevoir de nouvelles quantités ; de là, cessations de transpirations, et par suite malaise plus ou moins grave de l'homme placé dans de telles circonstances.

Ajoutons enfin, qu'à cette première cause de malaise vient s'ajouter l'odeur repoussante et nuisible que présente toujours l'air non renouvelé d'un espace quelconque. MM. Dumas et Péclet ont reconnu que l'air qui s'échappe des grandes et nombreuses assemblées présente « une odeur tellement infecte, « qu'on ne saurait la supporter impunément « pendant un temps assez court. »

Mais afin de montrer combien la respiration de l'homme dans un espace limité où l'air ne se renouvelle pas vicie l'atmosphère, nous résumerons ici les résultats obtenus par M. Moyle [1] :

Dans quelques mines du duché de Cornouailles, en Angleterre, ce savant constata que l'air des galeries au fond desquelles deux ou quatre hommes travaillaient, au lieu de renfermer 21 pour 100 d'oxygène, c'est-à-dire de ce principe indispensable à la respiration, n'en contenait que 14 à 16 pour 100.

D'un autre côté, l'histoire des guerres des Anglais dans l'Indoustan [2] nous apprend que cent quarante-six prisonniers ayant été enfermés dans une chambre de sept mètres carrés, n'ayant que deux ouvertures donnant sur une galerie, et que ces prisonniers y étant demeurés depuis huit heures du soir jusqu'au lendemain, quand on ouvrit les portes, on ne trouva plus que *vingt-trois*

[1] Annales des Mines. 4e série, 1842, tome II, page 417.
[2] Dictionnaire des Sciences médicales.

hommes vivants au lieu des *cent quarante-six* que l'on avait enfermés la veille !

Examinons présentement une autre cause d'altération de l'air atmosphérique ; parlons de la combustion, c'est-à-dire du grand phénomène qui se produit quand une matière brûle ou s'enflamme.

Dès qu'une substance quelconque, bois, charbon, gaz de l'éclairage, esprit-de-vin, chandelle, bougie, etc., brûle, la partie respirable de l'air disparaît et se trouve remplacée par le gaz acide carbonique. Ainsi une *chandelle des six,* en brûlant dans un air non renouvelé, peut rendre irrespirable pour l'homme 340 litres d'air. Si au lieu d'une chandelle c'est du charbon que vous faites consumer, dans ce cas comme dans le précédent non-seulement l'air deviendra irrespirable, contiendra du gaz acide carbonique, mais encore il renfermera de l'*oxyde de carbone.* (On appelle ainsi le gaz qui produit en brûlant les flammes bleues que l'on remarque au-dessus d'un fourneau de charbon quand on l'allume.) Or, ce gaz, comme l'ont reconnu Samuel Witte [1],

[1] Bibliothèque britannique. Sciences et Arts, tome LXI.

M. Tourdes[1], et surtout M. F. Leblanc[2], peut occasionner la mort lorsqu'il est mêlé à l'air, même en très-faible dose.

Ainsi donc, que l'homme respire dans un espace où l'air ne se renouvelle pas, qu'il y brûle des chandelles, du charbon, etc., cet air devient bientôt irrespirable par suite de la formation du gaz acide carbonique et quelquefois oxyde de carbone.

Il y a quelques mois à peine, rue de Bercy, à Paris, deux ouvriers moururent asphyxiés dans un puits au fond duquel ils avaient un fourneau de charbon allumé que nécessitait leur travail. Il suffit, pour se mettre à l'abri des gaz qui se dégagent d'un fourneau de charbon, de maintenir un tuyau depuis la partie supérieure du foyer jusqu'au grand air. Dès lors les gaz s'échappent au fur et à mesure qu'ils se forment, et les dangers disparaissent. Sans cette précaution essentielle l'air deviendrait irrespirable et cesserait d'entretenir la combustion. On peut se rendre compte de ce qui se passe dans cette

[1] Relation médicale des asphyxies par le gaz de l'éclairage, 1841.

[2] Annales de Physique et de Chimie. 3e série, tome v, page 19.

**

circonstance en faisant l'expérience suivante:

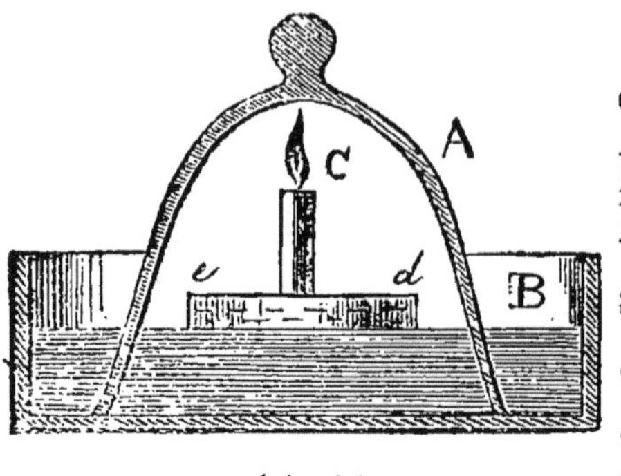

(Fig. 2.)

Prenez une cloche A (fig. 2), placez-la sur l'eau B et fixez sur le bouchon *c d* une chandelle ou une bougie C, et bientôt vous verrez la chandelle ou la bougie s'éteindre.

C'est sur cette analogie remarquable entre la combustion et la respiration que nous baserons, tout à l'heure, le moyen de s'assurer si l'air d'un puits est ou n'est pas respirable.

Indépendamment du gaz acide carbonique, cause très-fréquente d'asphyxie dans les puits, il peut exister dans ces cavités un autre gaz ou air appelé par les chimistes *acide sulfhydrique* ou *hydrogène sulfuré*, et que les ouvriers vidangeurs ont désigné sous le nom d'*air puant* ou de *plomb*, tant est prompte l'action de ce gaz sur la vie des hommes.

Ce gaz a une odeur repoussante analogue à celle des œufs pourris. Dans beaucoup de cas il se trouve uni au *gaz ammoniac* principe de l'alcali volatil ; dès lors l'odeur de ce composé, désigné par les chimistes sous le nom de *sulfhydrate d'ammoniaque,* est plus désagréable encore et tout aussi dangereuse pour l'homme.

On a remarqué qu'aux environs de Paris, quand on perce un puits artésien, ou quand dans un puits ordinaire on donne un puissant coup de sonde, il se produit en quantité quelquefois très-notable le gaz dont nous parlons, qui alors se dégage des bancs de marne ou d'argile [1].

Mais ce n'est pas seulement pendant le creusage ou le forage des puits que ce gaz peut prendre naissance. Dans des puits en activité mais mal entretenus le gaz acide sulfhydrique ou *plomb* peut également se produire. En effet, toutes les fois qu'une eau séléniteuse, c'est-à-dire renfermant du plâtre (et la plupart des eaux des puits de Paris et de ses environs sont dans ce cas), se trouve en contact avec des matières végétales et animales, feuilles, branches, débris d'animaux, etc., l'oxygène, c'est-à-dire le principe de l'air essentiel à la respiration, dis-

[1] J. Girardin, Leçons de Chimie, page 206.

paraît : il ne reste plus que l'azote, gaz dans lequel l'homme et les animaux ne peuvent vivre ; d'un autre côté, à mesure que les substances animales et végétales se pourrissent, il se dégage du gaz acide sulfhydrique. Alors l'atmosphère qui se trouve au-dessus d'une pareille eau est non-seulement impropre à toute respiration, mais encore elle est mortelle : elle tue presque instantanément.

Ainsi donc, un puits où auront eu lieu des infiltrations de puisards, de fosses d'aisances, où auront été jetées des matières végétales ou animales, présentera bientôt une atmosphère irrespirable, et le nettoyage ou le curage de pareils puits offrira les plus grands dangers aux ouvriers. Aussi nous vous indiquerons bientôt et les moyens de constater la présence de ces produits dangereux et ceux qui doivent être mis en pratique pour les détruire.

On comprendra, d'après ce que nous venons d'exposer, l'importance qui s'attache aux soins de propreté nécessaires non-seulement pour conserver à l'eau d'un puits ses qualités, mais encore pour éviter qu'un jour ce puits ne devienne le triste tombeau d'un ouvrier qu'on chargerait de le nettoyer lorsque la quantité d'immondices serait devenue assez considérable pour obstruer les sources aqueuses ; et, de même qu'il existe une ordonnance relative au nettoyage périodique des habitations afin de maintenir la salubrité des villes, ne pourrait-on pas *ordonner des visites et des curages à époques fixes*, et éviter ainsi une funeste cause d'insalubrité ?

Passons maintenant à l'exposé des moyens simples à l'aide desquels il est possible, le danger existant, de le reconnaître et de l'éviter.

II

Moyens de reconnaître si l'air d'un puits est irrespirable, la nature du gaz asphyxiant qui y existe, et procédés faciles pour le détruire.

Un moyen facile, à l'aide duquel on peut s'assurer si un air peut entretenir la vie, consiste à introduire dans cet air *une chandelle* ou *une bougie allumée.* Partout où la chandelle brûlera, l'homme pourra respirer; où elle s'éteindra, au contraire, il y aura danger imminent d'asphyxie pour l'ouvrier qui pénétrerait dans cet endroit. Il est indispensable que la chandelle allumée soit descendue complétement libre, c'est-à-dire de la placer dans une lanterne à laquelle il n'existe pas de verres, et aussi de l'y maintenir quelques instants. Lorsqu'on aura constaté que la chandelle ne peut brûler, on devra rechercher quel est le gaz mêlé à l'air du puits. Mais, bien que les moyens que nous allons exposer soient simples et n'exigent que peu de temps, nous reconnaissons que les exigences du travail, le manque de savoir des puisatiers, qui dès leurs jeunes années sont appelés par la dure nécessité à gagner leur pain, et par cela même se trouvent dans l'impossibilité de s'instruire ; qu'enfin, l'ignorance impardonnable de certains entrepreneurs, trop peu soucieux des existences de leurs semblables, et trop désireux d'abréger la durée du travail, seront, dans beaucoup de circonstances, de graves obstacles à l'exécution des expériences préliminaires à la purification de l'atmosphère d'un puits ou d'une cavité quelconque où on aura constaté que la chandelle ne brûle pas. Aussi conseillons-nous toujours le mode de purification de M. Hubbard, de New-York, procédé recommandé par M. J. Girardin, de Rouen [1], qui consiste à descendre deux ou trois fois dans le puits où existe un gaz irrespirable, un seau en tôle percé de trous [2], rempli de charbon allumé, et à l'y laisser séjourner pendant plusieurs heures. Dans cette circonstance un

[1] Leçons de Chimie, page 123.

[2] On peut se servir d'un fourneau semblable à ceux qu'emploient dans les rues de Paris les ouvriers des compagnies de gaz pour la réparation des grandes conduites à gaz.

courant d'air s'établit, et de plus, si le charbon ne se consume pas complétement, il absorbe en se refroidissant les gaz délétères; fait reconnu pour la première fois par l'Italien Fontana.

Cette opération exécutée, on descendra de nouveau une chandelle allumée, et si elle brûle, l'ouvrier pourra sans danger pénétrer dans le puits. Mais, comme il arrive quelquefois que pendant le travail des gaz irrespirables s'échappent des masses terreuses, nous recommandons aux puisatiers d'avoir toujours près d'eux une chandelle allumée; de cette façon ils seront avertis que l'air cesse d'être respirable dès qu'ils verront la flamme diminuer, ou à plus forte raison disparaître. Alors ils devront sortir du puits le plus tôt possible, et, à l'aide du fourneau de charbon allumé, purifier l'air de nouveau. Enfin, pendant le travail au fond du puits, il nous paraîtrait très-utile que l'ouvrier eût près de lui un seau ou un baquet contenant une bouillie très-claire, faite de chaux récemment éteinte et d'eau, afin que le gaz acide carbonique produit par la respiration de l'ouvrier ou qui pourrait sortir du terrain se trouvât absorbé au fur et à mesure qu'il se produirait, et remplacé par de l'air extérieur.

Il arrive souvent que pendant le creusage d'un puits il se dégage des terrains calcaires du gaz acide carbonique en assez grande quantité pour incommoder l'ouvrier, même à une faible profondeur; nous conseillons dans ce cas de faire un léger crépi en plâtre sur tous les endroits où le gaz acide carbonique se dégage. Ce moyen, mis en usage dans les plaines de Caen, a été aussi employé avec beaucoup d'intelligence et de succès par le puisatier Lucas.

Passons maintenant à un examen plus précis des faits que jusqu'ici nous avons signalés, et étudions la question d'une manière plus intime.

Si une chandelle allumée s'éteint dans un puits, l'atmosphère de ce puits est irrespirable pour l'homme.

Quels sont les gaz ou airs qui peuvent y exister? C'est ou le gaz acide carbonique ou le gaz acide sulfhydrique. Par quels moyens pouvons-nous reconnaître et détruire l'un et l'autre de ces gaz? Telle est la question que nous nous posons.

Afin de se procurer sans danger un échantillon de l'air non respirable, on doit remplir d'eau propre (l'eau de pluie est préférable) un flacon en verre, d'un demi-litre environ, puis y adapter un bouchon de liége auquel on pratique une sorte de rigole longitudinale, de façon que, le flacon étant renversé, l'eau ne puisse s'en échapper que goutte à goutte. On comprend très-bien que si ce flacon plein d'eau est maintenu renversé dans l'endroit du puits où s'éteint la chandelle, l'eau s'en écoulera et l'air qui viendra la remplacer sera bien de l'air irrespirable. Le flacon étant vide d'eau, on pourra examiner le gaz qu'il contient.

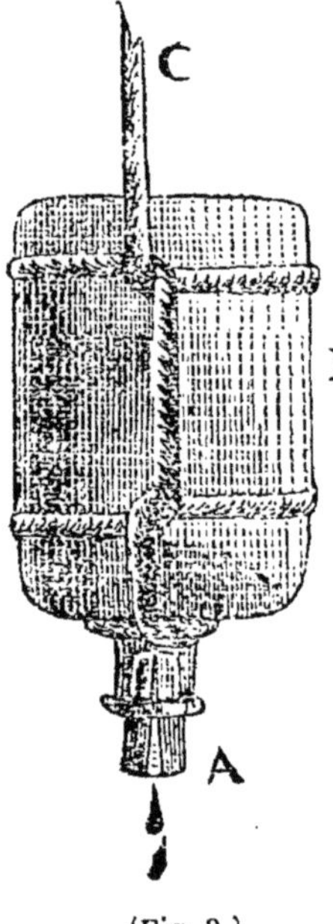

(Fig. 3.)

Pour que ce flacon descende et puisse être maintenu facilement à la partie du puits où la chandelle cesse de brûler, il suffit de le tenir renversé à l'aide d'une ficelle comme le représente la figure 3.

Quand on se sera ainsi procuré de l'air non respirable, il faudra rechercher lequel des deux gaz signalés plus haut (acide carbonique ou acide sulfhydrique) vient ainsi altérer l'air du puits. Pour cela, on versera dans le flacon contenant l'air à examiner, le quart de son volume d'*eau de chaux limpide* [1], puis on agitera. Si l'air est rendu non respirable par l'acide carbonique, on verra se former un précipité, c'est-à-dire que cette eau de chaux, limpide tout à l'heure, prendra instantanément quelque chose de l'aspect du lait tourné.

Pour détruire ce gaz, indépendamment du procédé indiqué par M. Hubbard (voyez page 19), on pourrait 1° faire plonger dans le puits un tuyau de zinc ou de caoutchouc A B (fig. 4), en ayant soin d'en maintenir l'extrémité inférieure au-dessus du niveau de l'eau du puits et de faire communiquer l'extrémité supérieure avec un ventilateur (fig. 5). On chassera ainsi l'air irrespirable et on le remplacera par de l'air extérieur ; 2° on jettera dans le puits, par petites portions, de

[1] Cette eau de chaux s'obtient en plaçant dans une bouteille de la chaux nouvellement éteinte, la remplissant d'eau, la bouchant et la laissant reposer ; le liquide clair qui se trouvera au-dessus de la chaux, constitue l'eau de chaux dont nous parlons.

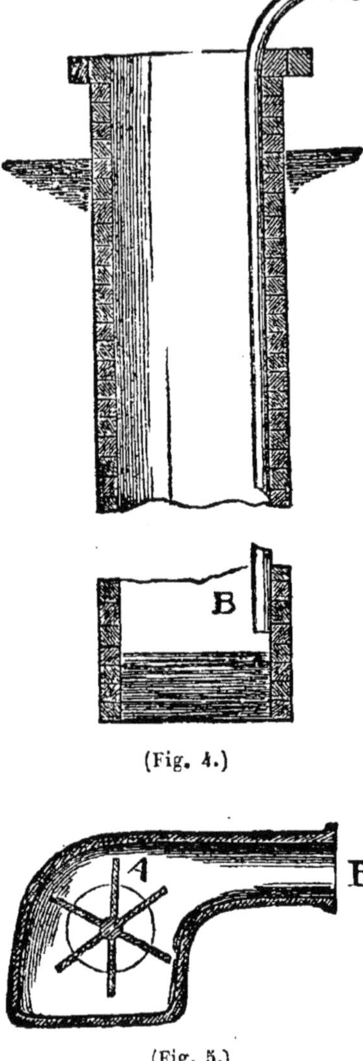

(Fig. 4.)

(Fig. 5.)

la bouillie très-claire de chaux dans l'eau, ou, ce qui vaut mieux encore, on jettera cette bouillie de chaux à l'aide d'un arrosoir muni de sa pomme afin d'augmenter les points de contact de l'air irrespirable avec la chaux ; 3° on peut aussi, principalement dans le cas d'évanouissement d'un ouvrier se trouvant au fond d'un puits, on peut, disons-nous, y jeter de l'*ammoniaque liquide* ou alcali volatil étendu de deux fois son volume d'eau ordinaire : le gaz acide carbonique disparaît ainsi plus promptement. Mais, nous ne saurions trop le répéter, on ne devra descendre dans un puits purifié par n'importe lequel des procédés que nous venons de décrire, qu'après avoir bien constaté qu'une chandelle allumée brûle librement dans toute l'étendue de ce puits.

Si l'air retiré du puits ne fait éprouver à l'eau de chaux aucun changement, c'est qu'on n'aura pas affaire, dans ce cas, à de l'acide carbonique.

On devra alors remplir de nouveau le flacon d'eau, et, après l'avoir redescendu et fait de nouveau remplacer l'eau de ce flacon par l'air du puits au moyen de la disposition décrite précédemment, on versera dans ce flacon de l'eau de pluie dans laquelle on aura préalablement fait *fondre* de l'acétate de plomb, ou mieux encore, on y versera quelques gouttes de l'extrait de Saturne des pharmaciens, et on agitera le tout comme on l'a fait pour l'eau de chaux. Si l'air du puits contient du gaz acide sulfhydrique, on verra aussitôt apparaître un précipité noir qui tombera bientôt au fond du vase, si on laisse le tout en repos pendant quelques instants.

Enfin on pourrait plus simplement encore s'assurer de la présence du gaz acide sulfhydrique en maintenant dans l'air même du puits un papier ordinaire qu'on aurait préalablement trempé dans de l'extrait de Saturne, puis séché. Si le gaz acide sulfhydrique se trouve mêlé à l'air du puits, le papier présentera l'aspect de la mine de plomb. Il est facile de préparer un certain nombre de ces feuilles de papier et de les conserver dans un flacon bien bouché ; quand on voudra faire l'expérience il faudra prendre la précaution d'humecter d'un peu d'eau la feuille de papier que l'on emploiera.

Ayant ainsi constaté que les propriétés délétères de l'air du puits sont dues au gaz acide sulfhydrique, on le détruira à l'aide des procédés suivants :

1° En descendant dans le puits à plusieurs reprises un fourneau rempli de charbon allumé ; 2° en arrosant les parois du puits avec une bouillie claire de chaux ; 3° en faisant brûler au fond du puits une certaine quantité de soufre et en y projetant à l'aide d'un arrosoir à pomme quelques litres d'eau ordinaire ; 4° en délayant dans un peu d'eau du chlorure de chaux et en aspergeant les parois du puits à l'aide de cette bouillie claire ; à défaut de chlorure de chaux, qui du reste se trouve chez tous les pharmaciens, on pourra employer de l'eau de javelle. Ce dernier procédé est à notre avis le meilleur.

Si, comme cela a lieu souvent, des fuites de puisards ou de fosses d'aisances se sont faites dans un puits et qu'il s'agisse de le curer, nous prescrirons dans ce cas d'enlever le plus d'eau possible, puis de jeter dans l'intérieur de ce puits de la chaux nouvellement éteinte, ou mieux encore du chlorure de chaux. Enfin nous recommanderons de n'exécuter les travaux de curage qu'avec les plus grandes précautions, car souvent il résulte d'infiltrations de puisards ou de fosses d'aisances une vase plus ou moins épaisse au fond du puits, vase du milieu de laquelle se dégage une grande quantité de gaz délétère (acide sulfhydrique), de sorte qu'après y avoir respiré d'abord avec facilité, un ouvrier après quelques coups de pioche donnés dans la vase tombe asphyxié.

Et qu'on n'aille pas croire que ce sont ici de pures suppositions de notre part. Non, malheureusement, et nous pourrions citer de nombreux exemples à l'appui de ce que nous avançons; mais nous nous contenterons d'en rappeler un seul. En 1851 [1], dans une

[1] P. Doré, lettre sur cet accident. Journal *le Siècle* du 18 septembre 1851.

propriété située chemin de ronde de la barrière de la Gare, la compagnie du chemin de fer d'Orléans faisait creuser un puits dans des circonstances analogues à celles que nous examinons, c'est-à-dire que l'on arriva à percer une vase infecte. De grandes quantités de gaz délétères se dégagèrent spontanément et le malheureux puisatier, père de famille, succomba asphyxié au fond du puits. L'entrepreneur, donnant en cela la mesure de son ignorance, déclara la continuation du creusage du puits impossible et le fit combler, bien qu'il fût déjà construit en maçonnerie sur une longueur d'environ dix mètres. Mais il peut arriver qu'un locataire ou un nouveau propriétaire, plus hardi que l'entrepreneur dont nous venons de parler, veuille ouvrir et achever ce puits ; alors, qu'arrivera-t-il ? Si des précautions convenables ne sont pas prises quand le puisatier touchera le banc de vase infecte, une nouvelle victime tombera comme la première !

Ne nous dissimulons jamais un danger, attaquons-le courageusement en nous aidant de la science ; sans cela il reparaîtra tôt ou tard et sera funeste à un de nos semblables !

Tout en reconnaissant combien il est gênant pour un ouvrier puisatier de travailler ayant attachée à son corps une corde de sauvetage, à l'aide de laquelle on pourrait le remonter au moment où on le verrait chanceler, nous ne saurions trop le leur recommander au moins dans les cas où le travail qu'ils ont à exécuter présenterait quelque danger.

Peut-être aussi pourrait-on rendre cette précaution moins gênante.

A ceux qui nous disent que nous demandons l'impossible, nous répondons : Rien n'est plus sacré sur cette terre que la vie de l'homme, et celui qui, sous un prétexte quelconque, la met sciemment en danger, n'est autre chose pour nous qu'un homicide volontaire.

III

Premiers secours à donner aux ouvriers asphyxiés.

Quand un ouvrier est tombé évanoui au fond d'un puits, la première chose naturellement à faire est de le retirer ; on l'expose ensuite au grand air. Habituellement on va au poste de pompiers le plus voisin du lieu de l'accident ; mais il arrive que ce poste n'a pas d'appareil de sauvetage, inventé en 1834 par M. Paulin, colonel des sapeurs-pompiers de Paris. On se rend alors au poste indiqué comme possédant cet appareil ; les pompiers arrivent, déploient le courage qui leur est habituel, et que nous ne saurions trop admirer, mais en définitive, dans le plus grand nombre des cas, lorsque l'ouvrier asphyxié est remonté au grand air, il a cessé de vivre. Il est donc indispensable à tout puisatier de pouvoir retirer un ouvrier asphyxié dans le plus bref délai.

Si le puits est propre, tout porte à croire que l'asphyxie est due à de l'acide carbonique ; on jettera alors de la chaux vive récemment éteinte et délayée dans l'eau. Si au contraire le puits est sale, l'asphyxie devant être causée par l'acide sulfhydrique, on aspergera le puits de chlorure de chaux ou d'eau de javelle; enfin on essayera si une chandelle y peut brûler. Cette précaution prise, on attachera solidement un homme et on le descendra le plus promptement possible, en ne le laissant au fond du puits que le temps nécessaire pour attacher l'ouvrier asphyxié ; on le remontera rapidement, et l'on procédera au sauvetage de l'ouvrier évanoui.

Mais toutes ces manœuvres sont longues ; de plus la chaux ou l'eau de javelle que l'on jette pourraient atteindre les yeux de l'ouvrier et causer par là de graves accidents. Il nous semble donc préférable d'avoir recours au moyen proposé par M. J. Girardin, de Rouen, ce savant si dévoué à l'instruction des travailleurs [1].

Ce moyen consiste à placer devant la bouche du courageux ouvrier qui se dévoue à aller attacher une corde au corps de son camarade asphyxié, à lui placer devant la bouche, disons-nous, un petit sachet ou sac en

[1] J. Girardin, Leçons de Chimie, page 39.

toile contenant un mélange à poids égaux de *chaux fusée sèche* et de *sel de Glauber* en poudre.

De cette façon, l'air devant servir à entretenir la respiration, étant obligé de passer à travers le mélange de chaux et de sel de Glauber, s'y dépouillera des gaz délétères avec lesquels il se trouve mêlé, et arrivera pur aux poumons.

Il est bien entendu qu'on devra toujours, quelles que soient les précautions prises à l'égard de celui qui descend au secours de l'asphyxié, l'attacher solidement et ne le laisser au fond du puits que le temps strictement nécessaire. Ajoutons enfin qu'on devra dès l'accident arrivé, et pendant ces premiers secours, envoyer chercher un médecin et les sapeurs-pompiers.

L'ouvrier asphyxié étant remonté à la surface du sol, si le médecin n'est pas arrivé, on devra lui donner les premiers soins suivants indiqués par Orfila [1] :

On exposera le malade tout nu au grand air sans craindre le froid ; on le couchera

[1] Orfila. Secours à donner aux personnes empoisonnées ou asphyxiées. Paris, 1818. — Orfila, Traité de Toxicologie. Paris, 1852.

sur le dos, la tête et la poitrine un peu plus élevées que le reste du corps, pour faciliter la respiration ; on projettera avec force à la surface du corps, et notamment au visage et à la poitrine, de l'eau tiède et même de l'eau froide si la température n'est pas trop basse ; on ne cessera ces aspersions que quand la respiration commencera à se rétablir. On frottera également le corps et surtout la poitrine avec des linges trempés dans de l'eau vinaigrée, dans de l'eau-de-vie camphrée, dans de l'eau de Cologne, ou dans tout autre liquide spiritueux. Au bout de quelques minutes on essuiera les parties mouillées avec des serviettes chaudes, et quelques instants après on recommencera la friction. On irritera la plante des pieds, la paume des mains et toute l'épine dorsale avec une brosse de crin ou de la flanelle sèche. On promènera sous le nez des allumettes soufrées (non pas des allumettes chimiques), que l'on allumera, ou bien on fera flairer de l'alcali volatil, ou mieux de l'eau sédative, sans jamais laisser trop longtemps le flacon sous le nez du malade. On pourrait aussi stimuler les fosses nasales en remuant doucement dans les narines un petit rouleau de papier ou une barbe de plume.

Enfin, si l'asphyxie a eu lieu dans un puits sale, et qu'elle ait par conséquent pour cause l'acide sulfhydrique, il sera utile de promener dans ce cas sous le nez du malade un vase contenant du chlorure de chaux ou de l'eau de javelle.

Tels sont les soins que l'on doit administrer à un homme asphyxié, en attendant l'arrivée d'un médecin.

Mais, afin de bien persuader à ceux qui se trouveront dans le cas de donner des soins à des ouvriers asphyxiés, qu'on ne saurait trop répéter l'emploi des effusions d'eau froide, nous citerons le fait suivant, observé dans l'hiver de 1802, sur un infirmier de l'hôpital Marrat, de Narbonne, par le docteur Darbon, alors médecin de cet hôpital :

On s'àperçut un matin, à l'heure de la visite, qu'un infirmier était absent. On alla à sa chambre, et on le trouva asphyxié par la vapeur du charbon. Tous les soins lui furent prodigués, et cependant à deux heures de l'après-midi le malade n'avait pas encore donné signe de vie. C'est alors que le docteur Darbon lui fit jeter avec force de l'eau tiède sur le corps, en se servant d'une casserole à longue queue. Au bout de quatre heures de ce traitement, l'infirmier se ranima. On le plaça dans un lit chaud, on continua à le soigner, et quatre jours après il avait repris ses fonctions.

Ajoutons enfin que M. Bourgeois mentionne un cas où le malade ne reprit connaissance qu'après douze heures de traitement.

Après avoir indiqué les dangers et leurs causes, nous avons développé le plus clairement qu'il nous a été possible les moyens de conjurer ces dangers, et aussi ceux qu'on doit mettre en pratique dans le cas d'accident.

En terminant, nous ne saurions trop engager les ouvriers puisatiers à agir prudemment, à prendre les précautions si simples que nous venons de mentionner. Qu'ils le fassent surtout pour leurs familles, leurs femmes, leurs enfants, dont ils sont les seuls soutiens. Qu'ils se souviennent des paroles qu'un de nos poëtes les plus distingués, M. Legouvé, faisait dire à un ouvrier :

.... Je ne peux pas mourir,
Car, hélas ! j'ai deux fils et leur mère à nourrir !

S'ils sont embarrassés dans certains cas, qu'ils ne craignent pas de frapper à la porte d'un chimiste : il n'en est pas un qui refusera de donner gratuitement un avis, un conseil, dans le but d'éviter un accident et pour empêcher le malheur d'accabler une famille de travailleurs.

Et pour ce qu'il nous est possible de faire, que les ouvriers puisatiers ne craignent jamais de nous importuner [1] ; ce sera toujours pour nous une vive satisfaction que de leur être utile, en accomplissant ce devoir qui nous est à tous échu : *aider nos semblables.*

[1] M. Doré, boulevard Montparnasse, 120.

FIN.

Paris. — Imp. Bailly, Divry et Ce, place Sorbonne, 2.

www.ingramcontent.com/pod-product-compliance
Ingram Content Group UK Ltd.
Pitfield, Milton Keynes, MK11 3LW, UK
UKHW020221200726
13856UKWH00004B/1548

9 782013 043786